MÉMOIRE

SUR LA

PHTHISIE PULMONAIRE

(PNEUMO - PHYMIE)

Au moment de publier son *Traité des maladies chroniques*, M. le Dr Tamin-Despalles s'est décidé à le fondre en deux volumes, qui paraîtront prochainement :

Premier volume.

1° *Recherches sur les maladies aiguës et chroniques du poumon; leur traitement;*
2° *La Dyshydrautie ou refroidissement;*
3° *L'Étude des crises par les urines, la sueur, etc.*

Deuxième volume.

1° *Recherches sur la Phymiose en général; identité du traitement, sauf les variations du siége. — Prophylaxie.*
2° *Syphilis, scrofules, cancers et tubercules.*

(Note de l'Éditeur.)

MÉMOIRE

AUX ACADÉMIES DE MÉDECINE ET DES SCIENCES

SUR LE PRONOSTIC, LE TRAITEMENT

ET LA

GUÉRISON

DE LA

PHTHISIE PULMONAIRE

(PNEUMO-PHYMIE)

PAR O. TAMIN-DESPALLES

DOCTEUR EN MÉDECINE DE LA FACULTÉ DE PARIS
EX-MÉDECIN SANITAIRE EN ORIENT, COMMISSIONNÉ PAR LE MINISTÈRE DES TRAVAUX PUBLICS, ETC.
POUR LES SERVICES MARITIMES DES MESSAGERIES IMPÉRIALES ;
MEMBRE DE LA SOCIÉTÉ D'EMULATION POUR LES SCIENCES PHYSIQUES ET NATURELLES ;
MEMBRE DE LA PLUPART DES SOCIÉTÉS SAVANTES ORIENTALES ;
CHEVALIER COMMANDEUR DU SAINT-SÉPULCRE, ETC.

« Pour guérir la phthisie pulmonaire, il faut d'abord la reconnaître ; et pour la reconnaître nettement, quatre conditions sont nécessaires : le tact médical, l'ouïe fine, l'habitude des explorations et la logique. »

« Rien n'est brutal comme un fait, il écrase la théorie. »

PARIS

GERMER BAILLIÈRE, ÉDITEUR-LIBRAIRE,
RUE DE L'ÉCOLE DE MÉDECINE, 17.

1864
1863

A MONSIEUR PIORRY

PROFESSEUR DE CLINIQUE MÉDICALE A LA FACULTÉ DE PARIS,
MÉDECIN EN CHEF DE L'HOPITAL DE LA CHARITÉ,
MEMBRE DE L'ACADÉMIE, IMPÉRIALE DE MÉDECINE DE PARIS,
MEMBRE DES ACADÉMIES DE MADRID, VIENNE, VILNA, BRUXELLES, LONDRES, ETC.,
CHEVALIER DE LA LÉGION D'HONNEUR, ETC.

Veuillez accepter, cher maître, le nouveau travail que j'ai l'honneur de dédier à vous, qui avez porté si haut notre belle devise : SCIENCE ET HUMANITÉ, et qui, mieux que personne, avez pu juger mes efforts incessants pour chercher, je ne dirai pas un *spécifique* contre la pneumo-phymie, mais bien un ensemble thérapique, motivé d'après les éléments primitifs ou secondaires qui constituent la *phthisie*, cette maladie pulmonaire qui, de nos jours, fait tant de victimes !

Dr O. TAMIN DESPALLES.

16 Novembre 1863.

Paris, 30 octobre 1863.

A MONSIEUR LE DOCTEUR TAMIN-DESPALLES [1]

J'ai lu avec le plus grand intérêt l'ouvrage sur la pneumo-phymie que vous avez bien voulu m'adresser. Ce livre présente ceci de remarquable, qu'il est au courant de la science et qu'il conduit à attacher une extrême importance aux moyens hygiéniques.

Je suis heureux, Monsieur, de vous voir adopter franchement des idées progressives et humanitaires, et je suis très-honoré de pouvoir vous citer au nombre de mes meilleurs élèves.

Veuillez agréer, Monsieur, l'assurance de ma haute considération.

P.-A. PIORRY.

[1] Cette lettre nous fut adressée après la publication du *Traité de la Pneumo-phymie*, où l'hygiène tenait la plus grande place, et dont cette nouvelle publication, décrivant surtout l'emploi d'agents pharmaceutiques nouveaux, est le complément indispensable. *(Note de l'auteur.)*

INTRODUCTION

Le tubercule est un effet dont la cause se rattache aux troubles dyspeptiques, entraînant une perversion puissante de la nutrition et favorisant par suite l'aptitude morbide spéciale qui se traduit par le développement du tubercule dans les poumons.

Dans le traité de pneumo-phymie, nous avons étudié avec soin les phases de la maladie, en signalant combien son début pouvait être insidieux et se présenter sous cent formes si diverses, que le médecin et le malade n'y prêtaient qu'une médiocre attention.

Nous avons dit que, latente pendant plusieurs années, elle se manifestait parfois sous l'influence de causes perturbatrices : l'âge critique, les grossesses répétées, l'allaitement prolongé chez la femme ; après les épuisantes pertes séminales chez l'homme.

Il était important de rappeler cet état nommé vulgairement *irritation de poitrine ;* la fréquence des *rhumes,* la toux qui, d'abord sèche, puis humide, précède de plusieurs mois l'apparition de la lésion organique; et, bien que tous les auteurs en eussent parlé, nous ne pouvions passer sous silence les symptômes qui différencient les trois périodes de la pneumo-phymie, en y ajoutant qu'il est indispensable, à l'examen, de faire exécuter aux malades de grandes inspirations capables de produire, avec une intensité plus considérable, les modifications du bruit respiratoire; modifications souvent inappréciables sans cette pratique. Les signes rationnels et les signes physiques ont été l'objet de minutieuses descriptions, ainsi que les causes, les complications, les soins hygiéniques, les divers traitements, depuis la médication arabe, jusqu'à ceux de nos jours.

Nous avons rendu à M. Piorry l'hommage mérité par ses innovations de l'iode et l'hyperpnéisme. Puis, nous sommes enfin arrivé à l'exposé de notre méthode sommaire et à nos axiomes fondamentaux, basés sur l'induction logique des faits et les observations sérieuses de la nature.

Heureux, si au milieu de tant d'opinions malheureusement et stérilement systématiques, nous n'avons pas, comme tant d'innovateurs, à soutenir une triste lutte contre l'incrédulité, l'ignorance et la mauvaise foi. Il est quelque chose de plus élevé que la vanité personnelle, c'est l'orgueil bien légitime d'une importante découverte.

C'est presque sur le lit du malade que les pages suivantes ont été écrites; si le médecin les médite et les applique, la phymiographie aura fait un pas de géant, sans redouter désormais la morsure des cirons médicaux, et sans que le malade soit encore abusé sur son incurabilité.

Laissons à ce savant, auquel cinq cents nécroscopies avaient démontré l'impossibilité de guérir, la conscience de son impuissance, et nous, tentons la guérison, puisqu'on peut y arriver. La phymiographie est dans l'enfance quant à l'étiologie, le champ est vaste à défricher, ses rapports avec d'autres maladies, étroits et nombreux, et la guérir peut nous conduire au même résultat dans les affections réputées incurables avec lesquelles on lui trouve plus d'un point similaire.

Nous avons fait tous nos efforts pour être le plus concis possible; le traitement hygiénique, longuement décrit dans notre premier ouvrage, est simplement rappelé dans cette publication (1).

Écrit dans une forme abrégée, nous pensons devoir recommander une lecture attentive de cet opuscule,

(1) Nous verrons avec plaisir nos confrères s'adresser à nous pour les explications qu'ils croiraient devoir nous demander.

sinon des aperçus importants pourraient facilement échapper.

Nous avons joint au mémoire sur le traitement, des considérations générales sur le pronostic, qui manquent dans les autres ouvrages, et nous avons l'espoir que ces observations occuperont dans l'esprit des lecteurs la place qu'elles doivent y tenir.

Qu'un chimiste habile et modeste, M. Vauthrin, reçoive ici des remercîments sincères pour le concours qu'il nous a prêté.

MÉMOIRE

SUR LA

PHTHISIE PULMONAIRE

(PNEUMO-PHYMIE)

————————— ◦ ❰❱ ◦ —————————

« Il faut toujours se défier des rhumes
prolongés.

Généralités sur le pronostic de la pneumo-phymie.

Le pronostic ne saurait évidemment être le même pour tous les individus, qui peuvent, *à priori*, se diviser en deux grandes catégories : ceux, appartenant à la classe aisée, capables de se soustraire aux mauvaises conditions hygiéniques, en changeant d'habitation, de nourriture, en voyageant; et ceux fatalement condamnés à vivre, à se soigner dans les milieux malsains où la maladie les a surpris. Chez ces derniers, la médication préventive est difficile, et la guérison d'autant plus incertaine, que les causes défavorables peuvent être moins éloignées. Il est triste, sans doute, de signaler ces distinctions; mais, ainsi que tous les accidents physiques retentissent avec plus de force chez les gens pauvres, de même les individus fortunés trouvent aussi dans leur moral un antagonisme violent et constant au maintien de la santé, et de sérieux obstacles à la guérison de leurs maladies.

Le sexe influe nécessairement sur le pronostic ; les femmes arrivent plus vite que les hommes à la troisième période, surtout avant la puberté ; les jeunes filles que les femmes mariées ; celles n'ayant pas d'enfants, que d'autres après plusieurs grossesses ; les personnes brunes que les blondes.

Voici un tableau de la rapidité avec laquelle, presque sans traitement rationnel et toutes choses égales d'ailleurs, a eu lieu la formation des cavernes :

TEMPÉRAMENT LYMPHATIQUE ORDINAIRE (100 MALADES OBSERVÉS).

	FEMMES.	HOMMES.
De 1 à 7 ans.	5 mois.	6 mois.
De 7 à 14 ans.	7 mois.	De 7 à 9 mois.
De 14 à 22 ans.	1 an.	De 1 an à 15 mois.
De 22 à 47 ans.	Fécondes, 15 mois à 2 ans. Stériles, 1 an à 14 mois.	Jusqu'à 2 ans. Quelquefois plus.
De 47 à 70 ans.	9 mois.	1 an.
De 70 à 80 ans.	4 mois.	Environ le même temps.

Pour ces observations (évidemment approximatives de quelques jours, même de quelques semaines, car on assiste rarement au début), j'ai choisi des malades offrant à peu près le même tempérament, les mêmes habitudes, vivant dans des conditions identiques et sous le même climat.

Plus on s'éloigne du tempérament lymphatique en se rapprochant du sanguin, moins est grande la rapidité d'évolution de la maladie, comme un est à trois, environ ; le tempérament bilieux est encore plus réfractaire aux progrès de la tuberculisation.

Quand la pneumo-phymie se déclare au printemps et en été, les symptômes se pressent davantage que si elle débute en automne ou en hiver.

J'ai dit plus haut que le pronostic est grave, si, en rattachant l'effet à une cause probable, le malade ne peut se soustraire aux influences fâcheuses de sa profession ou de ses habitudes ; les gens qui vivent au milieu des poussières (celle du sulfate de chaux excepté, j'ai rarement rencontré des pneumo-phymiques dans les usines où se broie le plâtre), respirent des gaz irritants ; ceux qui habitent des endroits trop élevés ou humides, les écrivains assidus, les chanteurs, les musiciens, les avocats, ceux enfin qui se livrent aux excès journaliers de femmes, de jeu, de boisson ou de tabac.

Dans ces cas divers, la gravité du pronostic sera basée sur l'intensité des accidents ; elle sera propre à chaque individu, et il devient impossible d'en former un tableau dont les moyennes ne pourraient être rigoureuses et où les extrêmes seraient trop éloignés.

Quand le tubercule se développe dans le poumon gauche, j'ai vu souvent la caverne lui succéder quelques semaines après la manifestation sensible.

La lésion qui occupe l'espace sous-claviculaire sera plus grave que si, au contraire, elle se montre à un point rapproché du cœur.

Il en est de même du sommet à la base, et d'avant en arrière ; ces remarques s'appliquent aussi au poumon droit, où les tubercules se rencontrent plus fréquemment.

La tuberculisation qui succède à la fièvre typhoïde est la plus malheureuse de toutes ; car presque toujours des tubercules se montrent dans d'autres organes, envahissent les deux poumons à la fois, et arrivent à la troisième période avec une rapidité effrayante.

Il est inutile de rappeler que le pronostic est d'autant plus sérieux, que le sujet est plus faible, plus débilité par les maladies antérieures ou des convalescences pénibles, et qu'on pourra constater la présence de plusieurs tubercules.

Signes qui précèdent l'apparition tuberculeuse.

Avant que la pneumo-phymie soit clairement appréciable par les explorations ordinaires, il est cependant possible de prédire la lésion ultérieure, si certaines présomptions viennent se grouper sur le même individu et se corroborer les unes les autres.

Plusieurs mois auparavant, on rencontre chez les gens prédisposés : une mauvaise conformation générale, la poitrine en carène, étroite et courte de la base au sommet, de telle sorte que le poumon ne jouit pas de sa parfaite expansion; l'hérédité ; les excès antérieurs ; une gêne spéciale de la respiration, appelée *respiration courte;* à peine s'en aperçoivent-ils; puis une petite toux sèche, insignifiante, qu'ils prennent pour une simple irritation des bronches, cela sans douleur, presque sans aucun malaise, pourtant la nutrition est déjà vivement atteinte, puisque tous ces symptômes se montrent vers les poumons.

Rougeur des pommettes. — J'ai observé certaines particularités de la rougeur des pommettes, qui présagent une pneumo-phymie rapprochée :

1° La rougeur se montre rarement plus de deux ou trois mois avant l'éclosion apparente du tubercule.

Ce signe acquiert donc une grande importance chez les individus sous le coup de prédispositions héréditaires.

2° Beaucoup plus marquée chez les femmes que chez les hommes ; rare chez les enfants au-dessous de dix ans.

3° Plus la rougeur est vive et circonscrite, plus tôt on peut annoncer l'apparition de la maladie. Celle qui s'étend en plaque ne constitue pas un signe aussi voisin du début, qui sera brusque et rapproché, si la pression du doigt oc-

casionne un retour rapide de l'injection des capillaires de
la peau.

4° Si, à la suite d'inspirations profondes, la rougeur disparaît en tout ou en partie, cela prouve que l'hémostase
cède et permet à l'air de remplir normalement encore les
cellules pulmonaires.

5° Pendant la marche de la maladie, le pronostic sera
défavorable, si à la rougeur succède subitement une pâleur
générale de la face; la teinte mate plombée des auteurs.

6° Chez les personnes dont le visage est ordinairement
coloré, on ne peut guère remarquer la rougeur qu'à un moment très-rapproché du début, et ce signe manque totale-
ment chez la plupart des gens à tempérament bilieux.

Liseré gengival de Thompson. — Le liseré gengival ver-
millonné de Thompson, qui se reconnaît à une rougeur fes-
tonnée du bord libre des gencives, peut atteindre jusqu'à
deux millimètres de largeur, tranchant ainsi sur la couleur
normale des gencives. Ce n'est pas un signe aussi infaillible
que voudrait le prétendre le médecin anglais; mais il a
néanmoins une valeur réelle, indépendante de la rougeur
due à l'accumulation du tartre, de la gengivite mercurielle
et iodée, ou d'une disposition naturelle des gencives.

M. le docteur Dutcher en a tiré les conclusions suivantes :

1° Le liseré est plus commun chez les hommes que chez
les femmes, et se montre plus tôt chez les sujets jeunes que
chez les personnes âgées.

2° Il peut précéder de plusieurs mois l'explosion tuberculeuse, quoiqu'il se montre plus souvent peu de temps
avant l'apparition caractérisée de la maladie.

3° C'est un signe certain de diathèse strumeuse, et s'il
est très-prononcé, il s'accompagne d'hypertrophie des gencives.

4° S'il disparaît pendant le traitement, le pronostic devient favorable et l'amélioration sensible.

2

5° Si, localisé aux incisives, il s'étend ensuite aux mo-
laires, le pronostic, au contraire, devient fatal, et la mort
est proche quand sa couleur passe du rouge vif au rouge
sombre.

6° Si le liseré n'existe pas, le médecin doit conserver
l'espoir pour son malade, quelle que soit la gravité des autres symptômes.

A ces considérations, j'ajouterai celles de mon expérience
personnelle.

7° Pendant la troisième période, le liseré devient parfois plus pâle, il prend l'apparence d'une petite bande blan-
châtre entre deux liserés plus rosés; plus on avance vers
l'issue funeste, plus la teinte devient livide, surtout autour
des incisives supérieures.

Appareil génito-urinaire. — Plusieurs mois avant la tuberculisation confirmée, il se passe dans l'appareil génito-
urinaire de l'homme et de la femme une série de phénomènes remarquables. Les époques menstruelles perdent
leur régularité, elles sont reculées ou plus souvent avancées
de plusieurs jours; le sang est moins rouge, moins riche en
globules, la sérosité commence à dominer. A ce moment,
les femmes sont tourmentées par des accès nerveux, l'éva-
cuation sanguiné est douloureuse, se fait en petite quantité,
peu à peu et dure cependant le même nombre de jours que
par le passé; d'autres fois, la durée elle-même est abrégée,
et des flueurs blanches se montrent dans une foule de cas.

Le sperme de l'homme chez lequel la pneumo-phymie
se manifeste, subit des modifications importantes, faciles à
constater quand l'écoulement involontaire se renouvelle
fréquemment et devient parfois presque continu.

1° L'odeur *sui generis* est moins forte et moins caractérisée.

2° La proportion de spermatozoïdes, d'autant plus grande
que la santé est plus parfaite, diminue notablement, en

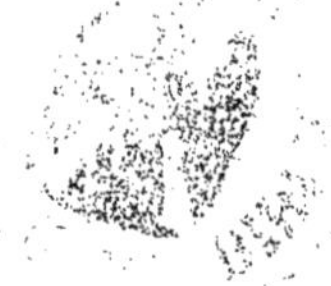

même temps que celle des cellules sphériques, appelées ovules mâles, augmente, ainsi que les sympexions qui manquaient souvent autrefois dans le produit de l'éjaculation.

3° Le sérum et le mucus, les liquides secondaires fournis par la prostate, les vésicules séminales, la muqueuse uréthrale, suivent une augmentation analogue.

4° Le liquide des glandes de Mery et de Cooper devient moins visqueux, et par suite le sperme, en général, de consistance plus aqueuse.

5° La spermatine diminue, ainsi que la proportion de phosphates, de sels de soude et autres qui y sont contenus.

Après évaporation, le sperme des gens dont il s'agit ne donne guère qu'un résidu de huit pour cent au lieu de dix et onze pour cent.

6° La plasticité générale des tissus s'affaiblissant, on peut constater, plusieurs mois auparavant, les traces, dans les urines, qui caractérisent la spermatorrhée.

7° L'impuissance devient le résultat immédiat de cette altération des conditions normales de l'élément prolifique.

8° Pendant le cours de la maladie, si la spermatorrhée diminue et que les éléments normaux augmentent, c'est un présage heureux, le mieux général ne tardera pas à se manifester. Le pronostic est, au contraire, moins favorable si, surtout pendant la troisième période, l'écoulement involontaire devient plus considérable, plus facilement appréciable dans les urines, si les pollutions nocturnes sont plus fréquentes, en même temps que les principes prolifiques deviennent de moins en moins rapprochés de l'état ordinaire.

Odeur sui generis *exhalée par les malades.* — A mesure qu'on approche du développement tuberculeux, les signes pronostics se pressent et acquièrent une plus grande importance.

Chez un grand nombre d'individus, héréditairement prédisposés, j'ai fait la curieuse observation que, peu de semaines avant, l'haleine et le linge s'étaient imprégnés d'une odeur *sui generis* caractéristique plus ou moins forte et prononcée ; ce n'est ni l'odeur de la sueur, de la gangrène, de la carie, ou d'un mauvais état de l'estomac chez les dyspeptiques, ce serait plutôt celle des gens atteints de rhumatisme articulaire aigu ou des fiévreux ; et pourtant je ne puis la comparer à aucune (1).

Cette observation est importante, puisqu'on peut, chez les femmes principalement, l'apprécier quinze jours ou un mois au plus avant l'éclosion tuberculeuse; elle permet alors de prédire, à coup sûr, l'invasion prochaine de la maladie.

Signes pronostics généraux. — Nous arrivons maintenant aux limites où la première période va commencer; nous y rencontrerons trois signes capitaux :

Perte d'appétit.

Amaigrissement continu général, ou simplement des extrémités et des parois pectorales.

Toux et expectoration de crachats clairs et salivaires.

Ainsi, toutes les fois que la majorité des signes indiqués se rencontrera chez le même individu :

Hérédité,

Conformation irrégulière du thorax,

Débilitation antérieure, tempérament lymphatique,

Mélancolie anormale, changement de caractère,

Toux sèche, voix creuse et profonde,

Quelques douleurs erratiques de la poitrine,

Rougeur des pommettes,

Liseré gengival,

Dysménorrhée, spermatorrhée, pollutions nocturnes ;

Et les symptômes rapprochés :

Odeur *sui generis,*

Perte d'appétit,

1) Cette odeur est surtout appréciable le matin au réveil.

Amaigrissement,

Expectoration.

Tous ces signes constitueront une prévision phymique fatale, inévitable, si un traitement n'est pas aussitôt commencé, et s'il n'est pas assez puissant pour arracher l'individu à la terrible prédisposition signalée de un à plusieurs mois d'avance avec une si grande certitude, que le médecin peut l'annihiler complétement, et le malade présenter cet état particulier d'avoir été pneumo-phymique sans pneumo-phymie.

Valeur pronostique de l'hémoptysie

Le malade a négligé tous les avis ou ne s'est douté de rien ; la maladie a fait des progrès ; le médecin est ordinairement appelé à la première hémoptysie, c'est-à-dire tardivement, puisque le tubercule est déjà développé. On comprend quelle est l'importance de ne pas confondre le sang expulsé de l'estomac ou de l'arrière-gorge avec celui venu des poumons, et combien le pronostic doit être différent.

Dans le premier cas, la douleur à l'épigastre, les caillots noirâtres, le vomissement véritable, différencient de la pneumorrhagie, dont le sang est rouge vif, artériel, aéré ; toujours précédée de malaise, de demi-syncope, d'un sentiment de chaleur au point où le sang s'accumule ; de la titillation particulière de l'arrière-gorge qui fait cracher plutôt que vomir le sang, dans lequel des débris de bronche se retrouvent ; enfin les présomptions basées sur l'examen antérieur, et les bruits respiratoires anormaux.

Le pronostic varie suivant la fréquence, l'abondance de l'hémoptysie et la constitution de l'individu.

1° La fréquence de crachements de sang peu considérables, de trente à soixante grammes, par exemple, indique presque toujours le développement simultané de plusieurs tubercules ; le pronostic sera donc grave, puisque la lésion pulmonaire peut être telle, que le poumon soit détruit dans une assez grande étendue.

2° Le passage de l'état granulaire au tubercule proprement dit, est fréquemment indiqué par une simple écume rougeâtre, à la suite d'une série de légères quintes de toux.

3° L'hémoptysie brusque, engage moins l'avenir que lorsqu'elle arrive après quelques crachements précurseurs.

4° Elle est moins considérable si le tubercule doit siéger en arrière.

5° Si l'hémoptysie ne se produit qu'une seule fois, en petite quantité, le pronostic est moins sérieux ; en grande abondance, ce peut être une hémorrhagie essentielle, surtout si les signes locaux propres à la pneumo-phymie font encore défaut, et, en face de crachements considérables, le médecin doit attendre, avant de porter son pronostic, les accidents ultérieurs qui ne tarderont pas à se manifester si c'est véritablement la pneumo-phymie.

6° La marche de la maladie sera rapide, quand les hémoptysies sont fréquentes et peu abondantes, surtout si le sujet est débilité.

7° L'hémorrhagie pulmonaire, qui cède facilement aux moyens ordinaires pour se reproduire peu après, constitue un symptôme plus grave que si, après de laborieux efforts, on parvient à arrêter complétement la suffusion sanguine.

8° Une hémoptysie coïncidant avec une simple diminution d'élasticité à la percussion, est plus redoutable que s'il y a une matité bien tranchée au niveau du point où se produit l'hémorrhagie, et si la sonorité revient après les crachements. Dans le premier cas, l'hémorrhagie est passive et se renouvellera, on doit s'y attendre.

9° Les hémoptysies fréquentes et peu abondantes indiquent plutôt la pneumo-phymie que celles rares et considérables.

Le tempérament lymphatique, l'âge compris entre vingt et trente-cinq ans, chez les femmes, rendent le pronostic grave.

10° La maladie tuberculeuse peut se produire, progresser, sans donner lieu à aucune hémoptysie ; nous en avons de nombreux exemples ; on rencontre, dans ce cas, une induration généralement considérable du poumon.

11° Pendant la gestation, l'hémoptysie doit toujours faire redouter un avortement.

12° L'hémorrhagie qui survient à la troisième période est le symptôme le plus grave qui se puisse observer ; elle indique que les cavernes secondaires se sont réunies à la caverne principale en détruisant le tissu sain qui les séparait.

On peut alors pronostiquer une terminaison prochaine, et la mort même arriver peu après l'hémoptysie en général, mais persistante.

Valeur des principaux symptômes pendant la marche de la pneumo-phymie

La fièvre ne se montre guère qu'au milieu de la seconde période, au moment où le centre du tubercule commence à se ramollir ; elle peut être continue et présenter des exacerbations le soir, le matin et à midi. Plus la fièvre se rapproche du type continu, plus la fonte tuberculeuse sera rapide ; au contraire, ce signe a une valeur moindre, s'il s'observe seulement de loin en loin, et si les redoublements ont lieu le soir plutôt que le matin et à midi.

Quand le pouls, mince, serré, fréquent, prend, à la troisième période, les caractères de la fièvre lente, il faut s'attendre à une issue funeste, surtout si les symptômes locaux ne sont pas en harmonie avec les symptômes généraux.

L'œdème des extrémités, symptôme des plus graves ; la toux fréquente, arrivant brusquement couper une inspiration profonde, avec expectoration facile, nummulaire ; les douleurs pectorales exagérées par la pression exercée au niveau de l'endroit affecté ; des crachats compactes et striés de sang ; la respiration haletante ; l'amaigrissement rapide, sans transition ; les urines rares, surchargées d'urates ; la diminution progressive ou la disparition des menstrues ; la diarrhée s'accompagnant de coliques ; l'augmentation de l'écoulement involontaire du sperme ; la vivacité de la rougeur des pommettes pendant la fièvre ; le degré et la rapidité avec laquelle les ongles prennent la forme hippocratique ; l'aspect altéré du facies ; le refroidissement des extrémités coïncidant avec des sueurs nocturnes, d'une odeur pénétrante, *sui generis*, froides, coulant le long du dos, de la poitrine, dans la paume des mains et à la plante des pieds : tous ces signes doivent faire présager une plus rapide et complète évolution du tubercule, que s'ils sont moins sensibles et si beaucoup d'entre eux manquent absolument.

La salive et le suc gastrique, altérés dans leur composition, perdent leurs propriétés digestives ; la ptyaline et le ferro-cyanure de potassium diminuent dans la salive ; la pepsine et l'acide lactique dans le suc gastrique.

Il est présumable que les sucs intestinal et pancréatique, subissent de leur côté, ainsi que la bile, d'importantes modifications chimico-physiologiques.

Quelle que soit la période de la pneumo-phymie, si, après huit ou dix jours de bronchite simple, la toux devient plus pénible, les crachats plus visqueux, les douleurs pectorales violentes, il faut annoncer un état suraigu certain ;

si la fièvre est continue, et quand tous les autres signes ne présenteraient pas une intensité plus remarquable, l'issue de la maladie sera d'autant plus rapide que les symptômes généraux ne coïncideront pas avec les signes locaux propres à la lésion pulmonaire.

Il faut donc surveiller, à toutes les périodes, le plus léger accès de fièvre, et se tenir sur la réserve pour le pronostic.

La pneumo-phymie aiguë dure de trois semaines à six mois, rarement moins, rarement plus; dans ce dernier cas, le malade est ordinairement alité après le premier mois et ne se lève plus.

J'appelle cet état pneumo-phymie mixte.

De ce qui précède ressortent trois variétés :

1° La pneumo-phymie grave, rapide, qui emporte le malade en quelques semaines, de trois à six.

2° La pneumo-phymie mixte, qui se prolonge de trois à six mois.

3° La pneumo-phymie longue, qui parcourt ses périodes en deux ou trois ans, quelquefois davantage. -

4° On pourrait même ajouter la pneumo-phymie qui, stationnaire pendant plusieurs années, se termine brusquement par un état suraigu de la maladie.

Maladies concomitantes. — La plupart des maladies s'ajoutent à celle qui nous occupe; toutes apportent un nouvel élément de faiblesse à l'organisation et augmentent la gravité du mal; les plus sérieuses sont celles qui intéressent les organes thoraciques.

Les maladies du cœur et des gros vaisseaux, favorisant l'hémostase pulmonaire, les inflammations des plèvres et du péricarde, à la suite desquelles s'observe souvent la pneumo-phymie aiguë.

Nous étudierons, dans un ouvrage spécialement consacré à ce sujet, l'influence de la syphilis sur la maladie tuberculeuse, la pratique m'ayant à cet égard fourni d'intéressantes observations, une, entre autres, où la guérison d'une tumeur gommeuse apparente, traitée par l'iodure de potassium, avait entraîné celle d'une laryngo-trachéite chronique qu'un grand nombre de médecins considéraient comme tuberculeuse, bien que j'eusse prouvé la non-existence de l'élément tuberculeux dans les crachats.

Le pronostic, pour être rigoureux, exige qu'on ne confonde pas la pneumo-phymie, soit avec la bronchite aiguë (râle sibilant, invasion brusque, cause, facile soulagement), soit avec le catarrhe chronique. La toux et l'expectoration ont dans ce dernier cas des différences bien tranchées. En effet, la toux est quinteuse, suffocante, d'un caractère particulier ; elle se termine par l'expulsion d'une grande quantité de liquides albumineux.

Les symptômes généraux, l'auscultation, la percussion et la présence de la matière tuberculeuse dans les crachats, lèveront rapidement les doutes.

L'asthme humide se différencie par des accès intermittents de suffocation, si pénibles à voir, terminés par le crachement de mucosités abondantes et des flots d'urine. La résonnance de la poitrine est plutôt augmentée que affaiblie ; les râles humides cessent après l'expulsion des matières visqueuses, semblables au vermicelle cuit.

De plus, l'asthme est presque toujours lié à un emphysème pulmonaire dépendant lui-même d'une affection du cœur ou des gros vaisseaux.

Quant à la laryngo-trachéite syphilitique, les accidents antérieurs, la toux sèche, le picotement spécial en arrière des cartilages laryngiens ; l'absence de râles anormaux dans la poitrine, la coexistence des signes vénériens, ne permettront pas de confusion ; on peut même le plus souvent, à l'aide du laryngoscope, reconnaître l'extension des ulcères au fond de la gorge, et rattacher d'emblée l'effet à sa cause réelle.

On voit qu'il est bien difficile de confondre la pneumo-phymie avec une autre maladie, et qu'avec un peu de soin apporté au diagnostic, le médecin peut donner au pronostic une incontestable certitude. Les dilatations considérables des bronches au sommet des poumons, ont souvent entraîné des erreurs fâcheuses de diagnostic; le muco-pus qu'elles contenaient, donnait lieu à tous les phénomènes reconnus par l'auscultation; gargouillement, respiration amphorique, etc. On a vu parfois des hémoptysies abondantes se déclarer et confirmer cette erreur qui ne peut être attribuée qu'à un examen superficiel, puisque, à l'aide du microscope, il sera toujours facile de reconnaître dans les crachats l'élément tuberculeux caractéristique : les globules, ou de véritables granulations (1).

Traitements anciens. — Outre la série de médicaments dont j'ai parlé dans le traité de la pneumo-phymie ; l'émétique à faible dose ; la digitale, la méthode Aussandon, qui consiste à intervertir pour les malades le jour en nuit; le caoutchouc, l'huile de naphte ; l'arsenic, expérimenté à la dose de un à cinq milligrammes par M. Trousseau. Le phosphate, l'iodure de fer, et la méthode Guirette, qui permet, dit-on, d'établir par les caustiques une fistule pour vider les cavernes superficielles; le seigle ergoté (deux grammes tous les quatre jours) disputent aux escargots, à l'air comprimé, préconisé par M. Bertin, de Montpellier, le mérite de quelques guérisons contestables. Six d'entre eux ont seuls survécu au naufrage de tous les autres.

1° La poudre de phellandrium aquaticum, autrefois pro-

______

(1) La dilatation des bronches se rencontre plus souvent au milieu de l'organe qu'au sommet; elle est rare des deux côtés à la fois, et coïncide avec l'élargissement anormal d'un seul côté de la poitrine. La toux et l'expectoration sont plus fréquentes qu'au début de la pneumo-phymie ; c'est même là un signe capital pour le diagnostic. Les symptômes généraux et l'amaigrissement sont peu considérables, à moins de sécrétion morbide exagérée et les hémoptysies rares.

posée par Huffeland et remise en usage par **M.** Sandras, à la dose de un à six grammes par jour.

Semences de phellandrie en poudre, un à deux grammes; sirop de sucre: Q. s.

A prendre soir et matin.

2º L'hypophosphite de soude vanté par **M.** Churchill (dix à cinquante centigrammes par jour).

3º L'acétate neutre et le carbonate de plomb, sur lesquels **M.** Beau fonde les plus grandes espérances. Si la médication saturnine a paru jouir de quelques avantages, les accidents saturnins sont redoutables; du reste, **M.** Beau avoue lui-même ne guérir qu'au début de la maladie; et, avant lui, Huffeland employait, sans grand profit, les sels de plomb, quand il soignait des malades trop fatigués par la diarrhée colliquative et les sueurs nocturnes.

On commence par des pilules de dix centigrammes, en élevant rapidement la dose à soixante centigrammes par jour.

A l'époque où le monde scientifique commençait à exalter les merveilles de cette médication, je l'essayai à plusieurs reprises, à tous les degrés de la maladie; mais je dois confesser avoir été toujours assez malheureux pour rencontrer des cas absolument réfractaires à ce genre de traitement.

4º **M. J.** Boyer a dernièrement mis au jour un système de traitement dont l'efficacité est réelle à la deuxième période, quand il s'agit d'obtenir la transformation crétacée; mais qui devient impuissant pendant la première et la troisième.

COMPOSITION DE LA POUDRE SALINO-CALCAIRE.

Phosphate de chaux.	14 parties.
Carbonate de chaux.	6 »
Bi-carbonate de chaux	2 »
Lactate de fer.	0.1 »

Les idées de M. Boyer et les miennes se sont rencontrées sur l'emploi du phosphate de chaux, et, sans nous connaître (sa brochure et mon ouvrage étaient à l'impression en même temps), nous émettions la même opinion basée sur le même point de vue. Je le déclare hautement, pour rendre hommage à la vérité et éclaircir un point qui paraîtrait au moins obscur.

5° L'huile de foie de morue, avec ses faibles proportions de phosphore, de brôme et d'iode, commence à tomber en désuétude, et ce ne sera certes pas moi qui la relèverai.

6° M. Piorry a compris l'importance de l'alimentation et des moyens hygiéniques : au début, quand il n'existe que des craquements secs, il ordonne des respirations longues et fréquentes (l'hyperpnéisme), dans le but de s'opposer à l'hémostase, en distribuant de l'air dans tous les espaces pulmonaires.

Puis il administre l'iodure de potassium, concurremment à des inspirations à distance de vapeurs d'iode (1 gr. ou 2 jetés dans un verre à bière), et entoure le malade d'une véritable atmosphère iodée.

Mémoire à l'Académie des Sciences sur la guérison de la pneumo-phymie à ses diverses périodes.

Je viens vous entretenir, Messieurs, d'une découverte dont l'importance mérite toute votre attention. Je veux parler de la guérison des tubercules pulmonaires. Avant d'aborder la partie pratique du traitement; je dois quelques explications sur la théorie même de la maladie.

Les premiers symptômes qui, au début de la pneumophymie, frappent l'observateur : sont la perte d'appétit et l'amaigrissement. C'est donc aux fonctions nutritives qu'il faut d'abord s'adresser pour découvrir et atteindre la source réelle du mal.

L'hérédité ne se traduit pas par un germe préalablement déposé dans le tissu pulmonaire ; mais bien par une aptitude morbide à cette perturbation spéciale de la nutrition, sous l'influence de laquelle les éléments amorphes, communs à tous et cependant ne se réunissant pas chez tous les individus, vont se grouper et devenir ici l'élément tuberculeux rudimentaire, là, une cellule cancéreuse. C'est donc à des troubles dyspeptiques particuliers, que nous devons la formation et le développement du tubercule. Tous, nous portons la tache originelle, l'élément amorphe ; pourtant la tuberculisation n'apparaîtra que chez un petit nombre.

En serait-il de même si la nutrition n'était pas d'abord profondément atteinte? Et ne serions-nous pas tous forcément tuberculeux, si, au contraire, les éléments amorphes pouvaient, indépendamment des troubles nutritifs, simplement se développer dans nos poumons? Les causes excitantes ne feraient pas défaut. Sans doute la nuance est difficile à saisir ; les phénomènes, presque dès le début, intimement confondus. La lésion nous a frappé, voilà le connu qui sert aux nomenclatures diverses ; mais ne faut-il pas ménager une grande place à l'inconnu de la nutrition, et la pneumo-phymie échapperait-elle à cette loi générale en médecine, qui veut que nous procédions toujours du connu à l'inconnu, de l'effet à la cause ?

En résumé, le tubercule pas plus que le cancer, ne s'observent, si une série de causes perturbatrices n'apportent pas des forces élémentaires indispensables à leur production ; et, chose remarquable, toutes ces causes entraînent fatalement les troubles de la nutrition.

Qu'on remonte bien aux sources, on reconnaîtra alors que le début, quelqu'éloigné puisse-t-il être, présente la perte d'appétit, l'amaigrissement, puis la toux. Le poumon n'est donc organiquement affecté que d'une manière secondaire.

Supposons maintenant la préexistence du germe tuberculeux. Qu'arrivera-t-il ? Ce petit point, où le sang ne subira plus l'hématose, peut-il devenir l'occasion de troubles généraux aussi considérables ? Assurément non. L'influence serait tout au plus locale ; il y aurait de la dyspnée au même titre que s'il existait quelques noyaux indurés dans le tissu pulmonaire, et l'on n'observerait pas cet amaigrissement caractéristique, cette sorte de fonte des tissus qui précède même la pneumo-phymie aiguë. Je ne nierai pas sans doute qu'une fois la granulation élémentaire constituée, elle pût se développer plus ou moins vite, suivant des tendances particulières et individuelles, et nous offrir ainsi une double maladie à combattre : la cause qui préside à la formation du produit accidentel, et enfin la lésion pulmonaire elle-même.

On a, jusqu'à présent, enrayé la marche de cette redoutable affection, on ne l'a pas guérie. On appliquait sans méthode, sans règles fixes, qui permissent d'établir une

médication autrement que par des théories. Nous faisons
bon marché des hypothèses, même de celles qui nous sont
propres. Notre théorie, c'est l'analyse et l'induction logique
des faits ; notre doctrine, la sincérité, l'abnégation personnelle, trouvant bon ce qui est bon, vrai ce qui est vrai,
modifiant nos idées quand on peut nous prouver qu'elles
sont fausses ou contradictoires, laissant aux esprits faibles le
soin de défendre leur chétive et fragile vanité, pour puiser à
toutes les sources, afin de sauvegarder ce que l'humanité a
de plus précieux : la vie.

Telle est la théorie vraiment progressive, telle est la
seule doctrine humanitaire que doive suivre le véritable
médecin, sans s'occuper des vains systèmes. C'est en m'ins-
pirant de ces considérations élevées, que je vous soumets
les fruits de mes observations, avec la ferme conviction, je
dirai même avec l'orgueil d'avoir poursuivi et réalisé souvent un des plus magnifiques programmes qui se puissent
remplir.

Je divise le traitement de la pneumo-phymie en quatre
parties :

1° Le traitement de la prédisposition, exclusivement basé
sur l'emploi méthodique des moyens hygiéniques, avec
l'aide de quelques médicaments reconstituants, l'iodure de
noyer à petites doses, par exemple, capables de modifier le
tempérament. A ce moment, le poumon n'est pas encore
malade ; il est, par suite, inutile et même nuisible de mettre
en contact avec lui des corps irritants pour la plupart, qui
produiraient l'effet diamétralement opposé à celui qu'on
attend, c'est-à-dire qu'au lieu de prévenir, on favoriserait
la production tuberculeuse dans l'organe vivement surex-
cité. De plus, une foule de médicaments, considérés comme
anti-phthisiques, troublent la nutrition et apportent un
nouvel élément au désordre fonctionnel de l'appareil digestif.

Il faut dans leur emploi une réserve extrême, et je conseille même de les rejeter tout à fait.

2° Traitement de la période prodrômique ou des accidents primaires.

La nutrition est troublée; le tubercule est rudimentaire;

3° Période de crudité ou des accidents secondaires.

L'amaigrissement fait des progrès, le tubercule se développe jusqu'au ramollissement;

4° Traitement de la période caverneuse ou des accidents tertiaires.

Le marasme survient peu à peu, et la mort arrive, plus souvent parce que la nutrition ne s'opère plus que par infection purulente ou asphyxie. J'ai déjà démontré, dans le traité de pneumo-phymie, qu'on doit considérer dans le cours de la maladie, une succession de symptômes, qui, s'ils ne la transforment pas, quant à son principe essentiel, la modifient cependant assez pour que les moyens à employer subissent eux-mêmes des changements appropriés à la période contre laquelle ils sont dirigés.

Tout autre ordre d'idées ne doit amener aucun résultat curatif, et peut être, à juste droit, taxé d'impéritie ou d'impardonnable indifférence.

Première période. — Le traitement qui m'a toujours réussi à faire avorter le développement postérieur des tubercules, consiste dans l'emploi de l'iodure de calcium, que je considère comme spécifique à ce moment. — Effets chimiques. — De tous les iodures, c'est celui qui cède le plus facilement son métalloïde et qui contient la plus grande proportion d'iode.

L'iodure de potassium renferme.	76 1/2 0/0	d'iode.
L'iodure de sodium	84 1/2	—
L'iodure de fer sec.	82	—
L'iodure de calcium	86	—

Une partie des iodures est complétement éliminée par les urines.

L'autre, reconstituante, est retenue dans l'organisme. Il doit y avoir une grande différence d'activité, entre un médicament aussi instable que l'iodure de calcium, et ceux plus difficilement séparés des radicaux, les iodures de potassium, de soude et de fer, surtout si nous les comparons à l'iodure de mercure, qui doit son énergique influence à sa facile décomposition, et offre ainsi avec plus de promptitude ses divers éléments curatifs à l'organisation malade.

Les iodures à doses élevées, produisent une salivation et une diurèse abondantes, comme si le corps avait hâte de se débarrasser de leur contact; de là, l'indication des doses plus faibles, et la recherche d'un sel extrêmement soluble et décomposable.

Après son ingestion, l'iodure de calcium se transforme en sulfate, carbonate et lactate de chaux, mais en proportion si faible, que les sels sont dissous et absorbés.

En iodures de potassium et de sodium retrouvés dans les urines, presqu'en totalité.

Enfin, en iode, ou mieux en acide iodhydrique et en petite quantité d'iodure de calcium et de calcium, assez puissante pour produire l'effet thérapeutique attendu.

En outre, l'iodure de calcium est le moins irritant des sels du même ordre.

L'iode mis en présence des matières animales, s'empare de leur hydrogène et se transforme en acide iodhydrique soluble; c'est en cet état qu'il est retenu dans le sang, où l'oxygène forme de l'eau avec l'hydrogène de l'acide, dont il reste une petite partie à la faveur de laquelle l'iode mis en liberté reste dissous, et est ainsi porté jusqu'au point où son action était nécessaire.

Effets physiologiques. — L'usage longtemps continué de l'iodure de calcium, ne donne jamais lieu à un accident sérieux, et je n'ai pas remarqué pendant son administration les phénomènes propres à ce qu'on nomme l'intoxication iodique : éruptions cutanées (urticaire, acné, etc.), coryza et hypersécrétion de la muqueuse ophthalmique ; bourdonnements d'oreilles, cette sorte d'ivresse, caractérisée par le désordre des mouvements et le tremblement oscillatoire des yeux, pas plus que l'exagération morbide des fonctions génito-urinaires, la viscosité de la peau, l'atrophie ou la fonte des seins et des testicules, surtout enfin, la fièvre, l'insomnie, les palpitations cardiaques, la dyspnée, l'extrême irritabilité nerveuse, les crachements de sang et l'amaigrissement qui caractérisent la phthisie nerveuse des auteurs.

La constipation peu tenace, une légère salivation, due à l'action toute spéciale de l'iode sur les glandes salivaires, sans cependant atteindre le degré du ptyalisme mercuriel, quelques douleurs d'estomac, un peu d'amertume à la déglutition ou de pyrosis, rarement des troubles nerveux, quelquefois, dans les deux ou trois premiers jours, une légère perte d'appétit avec augmentation de la soif ; tels sont les accidents qui doivent faire bannir toute crainte exagérée, manquant souvent et ne pouvant préoccuper le médecin, à moins d'intolérance rare et spéciale à certains individus.

Au contraire, tous les malades que j'ai soumis au traitement par l'iodure de calcium, tolèrent parfaitement le médicament. Les fonctions nutritives sont fortement activées ; les urines se colorent (il arrive parfois que les malades ressentent une légère cuisson pendant l'émission), la circulation est notablement accélérée, et l'embonpoint ne tarde pas à revenir. Chez la plupart des femmes, les périodes menstruelles sont plus longues et avancées ordinairement de quelques jours.

Tous les malades éprouvent, presque sans exception, un bien-être qui se traduit par le surcroît d'énergie vitale et la disparition de la dyspnée : Je respire mieux, disent-ils.

Je n'ai pas rencontré de contre-indication absolue à l'emploi de l'iodure de calcium, quels que soient l'âge et le sexe de l'individu ; seulement il y a de grandes règles à observer dans son administration, et à tenir compte des tolérances individuelles.

Mode d'administration. — Doses. — J'ai écrit dans le traité de la pneumo-phymie, que la plupart des médicaments pouvaient, en observant toutefois les lois générales d'incompatibilité, être donnés pendant les repas, et j'en tirai les conclusions suivantes :

1º On empêche ainsi l'action irritante des médicaments donnés isolément.

2° Pendant le travail de la digestion, les agents thérapeutiques sont plus complétement et plus régulièrement assimilés.

3° Ce précepte est vrai, surtout quand il devient nécessaire d'administrer des substances très-actives, qui agissent topiquement sur la muqueuse stomacale.

4° Les décompositions par les acides digestifs, prévues avant l'ingestion et attendues, sont infiniment plus sûres et plus complètes pendant la chymification.

Je donne l'iodure de calcium à la dose de 15 centigrammes seulement à chaque repas; soit mêlé aux aliments, soit dans les boissons, dont il n'altère ni le goût, ni la saveur ; tous les trois jours, j'élève la dose de 5 centigrammes, et j'atteins une limite que je franchis rarement, 30 à 35 centigrammes. L'iodure de calcium est extrêmement soluble, presque délitescent.

Il m'arrive, dans le cas où le tube digestif est en mauvais état, et si les malades éprouvent quelque répugnance de le prendre aux repas, d'administrer le sel dans de la tisane de feuilles de noyer, ou dans 120 à 150 grammes de jus de cresson.

Certaines circonstances exigent qu'on élève la dose jusqu'à ce que l'amélioration se produise (il m'arrive de la porter sans danger à plusieurs grammes), que l'appétit soit revenu, et que les digestions s'opèrent avec une remarquable perfection.

En aucun cas, il ne faut suspendre l'emploi de l'iodure de calcium, sous peine de perdre tous les bénéfices de la médication passée ; on peut, suivant les occasions, simplement en diminuer la dose.

Quand l'appétit et l'embonpoint reparaissent et qu'il n'y a plus rien à redouter du côté des poumons, on continue le traitement deux ou trois semaines encore, puis on le suspend en réduisant progressivement la dose.

L'interrompre brusquement pourrait faire renaître une partie des accidents disparus. Je recommande l'usage de l'iodure de calcium, seul, sans mélange avec un autre médicament qui dénaturerait ses propriétés spécifiques. Les bons effets de la médication commencent à se faire sentir peu de jours après son début, et sa durée variable de 30 à 50 jours, est subordonnée à la marche de la maladie et à l'intensité des accidents.

L'iodure de calcium ne me fait pas négliger les moyens hygiéniques ; je recommande l'hyperpnéisme, cinquante ou soixante fois par jour, afin de lutter contre les tendances à l'hémostase pulmonaire ; et je conseille une hygiène sévère, la nourriture réparatrice, les vins généreux, les huîtres, l'exercice physique et le calme moral ; tous les soins enfin longuement exposés dans le traité de la pneumo-phymie, et qu'il est inutile de répéter ici. J'apprends aux malades à éviter les refroidissements, les marches rapides ; car il arrive, pendant la froide saison, que les tuyaux bronchiques n'ont plus le temps nécessaire de réchauffer l'air qui les traverse si vite, et qu'ils tendent alors à se mettre en équilibre de température avec les gaz qui les parcourent, de là, refroidissement et bronchite certaine. L'iodure de calcium donné à la dose de 50 centigrammes par jour, en trois fois, détermine un violent appétit.

L'iodure de potassium, administré ensuite, n'a pas, à beaucoup près, présenté des résultats aussi remarquables.

Deuxième période. — Si le traitement par l'iodure de calcium n'empêche pas le développement ultérieur du tubercule, ou s'il a été commencé trop tard, je le combine au phosphate de chaux.

Les expériences de **M.** Mouriès ont prouvé que 6 grammes environ de sel calcaire étaient indispensables pour que les digestions s'exécutassent régulièrement et satisfissent aux déperditions générales de l'organisme. Or, à ce moment, la guérison n'est possible qu'en cherchant à obtenir à la fois le rétablissement de la nutrition normale et la transformation crétacée, par suite, en donnant à la nature les matériaux qu'elle emploie pour guérir.

Une partie du phosphate de chaux est dissous et absorbé, l'autre se change en phosphate acide en très-minime proportion; enfin, les trois quarts environ sont retrouvés intacts dans les fèces.

Il faut donc, *à priori*, donner d'assez grandes quantités de phosphate de chaux.

Je commence par 9 grammes, pris aux trois repas, mêlés aux aliments, et chaque deux jours, j'élève la dose d'un gramme.

Quand la constipation est trop opiniâtre, je la combats par quelques lavements de follicules de séné, et 20 ou 25 grammes de sirop de nerprun. Une petite quantité d'eau de seltz favorise la dissolution du phosphate, par l'acide carbonique qu'elle contient, et il est bon d'en conseiller l'usage. (L'eau de seltz jouit aussi de la propriété de masquer le goût désagréable des préparations iodées).

Le phosphate de chaux est un composé parfaitement inoffensif, et ses doses les plus élevées sont sans aucun danger.

Quand les accidents sont moindres, que la respiration redevient plus libre, et que les symptômes généraux et locaux ne font plus de progrès, il faut avoir bon espoir, continuer la médication avec persévérance, car le malade guérira ; le médecin obtiendra la transformation crétacée.

L'arrêt une fois bien appréciable, on doit continuer plusieurs semaines l'usage du médicament, dont on suspend l'emploi par des doses progressivement plus faibles.

Deux raisons majeures m'ont amené à me servir du phosphate neutre de chaux.

1° La comparaison de la composition chimique du tubercule cru et crétacé.

	TUBERCULE CRU.	TUBERCULE CRÉTACÉ.
Chlorure de sodium. . .	0.15 0/0	0.20 0/0
Phosphate de chaux . . .	1.05	65.40
Carbonate de chaux. . .	9.90	17.00
Matière animale	07.90	17.40

2° L'observation que dans les villes populeuses et les pays sablonneux, où les aliments ordinaires de l'homme et des animaux ne contenaient plus assez de phosphate de chaux, et dans lesquels les habitants n'employaient pas les engrais artificiels pour suppléer à ce défaut du sol, la pneumo-phymie faisait de grands ravages et coïncidait avec une remarquable fréquence de ramollissement du cerveau, dont la substance contient une forte proportion de phosphates.

Si, malgré toute l'énergie des soins, la maladie continue, il faut se hâter, dès que le ramollissement tuberculeux est confirmé, de commencer l'emploi méthodique de l'iode.

Quand de gros râles humides commencent à être perçus par l'oreille, je fais étendre chaque soir de la teinture d'iode (diluée avec l'eau d'abord au tiers, puis au demi, puis pure), au-dessous des clavicules, sur l'endroit affecté ; de cette manière, les malades respirent déjà des vapeurs iodées mêlées à l'air ; et de plus la teinture produit une légère vésication, ou une petite éruption érithémateuse à la peau. Je satisfais donc à la fois un préjugé et une indication. Si le prurit et la cuisson devenaient trop violents, on cesse la teinture en recouvrant les parties d'huile d'amandes douces.

Rien ne peut plus enrayer la maladie, la caverne se forme ou se formera ; la médication doit changer, et le phosphate de chaux est inutile, au moins quant au résultat qu'on attendait auparavant ; il faut lutter par la riche alimentation et les soins hygiéniques, contre la faiblesse imminente du malade ; utiliser les précieuses propriétés antiseptiques et cicatrisantes de l'iode, puisque la cicatrisation reste la seule ressource à espérer (1).

Troisième période. — A cette période, j'eus le bonheur d'administrer avec succès l'iode uni à un extrait végétal, l'extrait de noyer.

Il est nécessaire à ce moment de saturer l'économie d'iode, en évitant toutefois les accidents qui résultent de la causticité du topique porté dans les voies digestives.

Associé à un extrait végétal, l'iode perd une grande partie de cette causticité ; donné avec les aliments, il subit les transformations ordinaires de la digestion, et l'économie est rarement impressionnée d'une manière fâcheuse.

L'iodure de noyer, combinaison véritable, reste sans action sur les réactifs amidonnés (quoiqu'elle conserve une odeur iodée prononcée), et jouit des propriétés anti-strumeuses reconnues de tout temps au noyer.

---

(1) Il faut surveiller chez les vieillards l'emploi du phosphate de chaux, qui pourrait produire des dépôts calcaires sur les membranes du cœur et le trajet des vaisseaux.   (M. Piorry.)

Il faut surtout chercher à donner des médicaments minéraux, tirés du monde organique; de cette façon ils se rapprocheront de l'état dans lequel on les retrouve dans l'organisme, combinés aux matières animales vivantes. Leur assimilation sera ainsi plus rapide et plus certaine.

J'emploie pour véhicule un sirop quelconque, dont chaque once renferme 1 gramme d'extrait et 10 centigrammes de l'énergique métalloïque. L'iodisme est rare ; sauf dans certains cas, un peu d'insomnie, de légères douleurs à l'épigastre et une sensation de cuisson de la bouche et des gencives, les malades tolèrent bien le médicament, qu'on élève en tâtonnant à la dose de 30 à 40 centigrammes. J'agis avec méthode, sans précipitation, sous peine de provoquer les accidents principaux : insomnie et irritation gastro-intestinale (1).

Quand les symptômes principaux perdent de leur gravité et que le plessimétrisme permet de mesurer la marche locale de la lésion pulmonaire, il faut continuer la médication; la fièvre hectique même ne doit pas l'enrayer ; car il arrive parfois au moment le plus désespéré, qu'une révolution organique et fonctionnelle opère une guérison inattendue.

Si la grandeur des cavernes diminue peu à peu, et que la cicatrisation se produise, on ne doit néanmoins cesser le traitement qu'en diminuant, comme dans les autres périodes, progressivement les doses.

Entre autres préparations des combinaisons de l'iode avec les extraits végétaux (iodures végétaux et non végétaux iodés), il en est une que M. le docteur Tamin-Despalles emploie de préférence, parce que l'iode perd ses propriétés topiques, caustiques et irritantes. (Des mucédinées peuvent même végéter sur le produit.) Les iodures végétaux remplissent toutes les indications de l'iode, sans présenter

(1) Pendant l'usage de l'iodure de noyer, les règles sont plus foncées en couleur.

les dangers du métalloïde lui-même ou de ses préparations ordinaires.

Voici la formule adoptée le plus souvent par M. le docteur Tamin-Despalles :

<pre>
Sucre . . . .   30 gr.
Infusion concentrée de feuilles de noyer . .   Q. s.
Extrait de brou frais de noyer. . .)
Extrait de feuilles fraîches de noyer) ãã. .   40 c.
Iode métallique . . . .   8 c.
Alcool, q. s. pour dissoudre l'iode.
</pre>

Faire dissoudre les extraits, filtrer, puis ajouter l'iode dissous ; agiter le mélange jusqu'à insensibilité au papier amidonné ; ajouter le sucre et soudre à une chaleur douce, dans un vase en verre.

(Note de M. Vauthrin.)

Telle est la médication qui, depuis plusieurs années, m'a donné de si magnifiques résultats contre une maladie réputée incurable, et dans le traitement de laquelle les médecins n'apportaient qu'une indifférence blâmable, basée sur cette idée préconçue d'incurabilité (1).

Outre les divers agents spéciaux dirigés contre la maladie elle-même, il faut encore *faire la médecine des symptômes*, en ayant soin de ménager l'estomac, et de n'employer aucun remède incendiaire ou incertain.

Nourrir, surtout en face de la fièvre hectique, donner des aliments riches en éléments réparateurs sous un petit volume, et quand le malade ne peut presque plus rien supporter, le lait d'animaux soumis au régime iodé devient une *ultima ratio* qui peut prolonger sa vie, sinon le guérir.

(1) Si, pendant la troisième période, la grossesse se déclarait (cas rare, du reste), on doit administrer l'iode avec prudence. Il en serait de même en face d'hémoptisies ou d'accidents inflammatoires. On cesse même le traitement pendant quelques jours, jusqu'à la cessation des crachements de sang, et le médecin fera prudemment de s'en tenir à la médecine des symptômes ou des états pathologiques.

Une pratique étendue, consacrée exclusivement au traitement des maladies pulmonaires, m'a permis, après avoir puisé à toutes les autres sources, d'apprécier sur une vaste échelle la vérité du traitement que je nomme éclectique, et qui se complète par l'usage de l'appareil inhalateur, dont je déterminerai plus loin l'usage, destiné à entraîner dans les poumons les vapeurs mêlées à de grandes proportions d'air.

J'en ai fini, Messieurs, avec l'exposé succinct de cette longue et minutieuse médication, qui guérit quand on sait l'appliquer ; je ne la surchargerai pas de statistiques inutiles et de superfluités qui masquent le but véritable.

Je vous ai parlé des merveilleux effets de l'iodure de calcium, du phosphate de chaux et de l'iodure de noyer, donnés méthodiquement ; vous les contrôlerez, je l'espère, et je me réjouirai le jour où les malades comprendront enfin que le médecin peut, en pressentant, par des considérations logiques, les dangers qui les menacent, les soustraire aux chances fatales des mauvaises conditions hygiéniques de l'hérédité et de la tuberculisation.

Si toutefois ceux dont la sanction est nécessaire pour populariser les travaux isolés, capables de délivrer l'humanité d'un de ses plus terribles fléaux, ne croient pas à une innovation derrière laquelle se cacheraient d'aventureuses spéculations.....

Observation de pneumo-phymie.

Le malade a subitement maigri, il *tousse depuis long-temps* ; cette considération nous porte à examiner les crachats, qui sont *pyoïdes*, *nummulaires*, et mélangés à une notable quantité de salive *écumeuse*, dans laquelle ils sont *suspendus.*

Sans autre renseignement, le diagnostic serait facile; mais tenons-nous en garde et servons-nous des autres moyens physiques, le plessimétrisme entre autres.

Matité à gauche et en avant, poumon droit sonore et élastique, faisons lever le bras au malade afin de mieux percuter sous l'aisselle, et de mesurer exactement l'étendue de la lésion.

L'auscultation fait découvrir un léger *bruit de soupape* et une respiration très-faible ; à droite la respiration est normale.

En arrière et en haut, au niveau de la fosse sous-épineuse, à gauche, matité sensible, absence de ronchus. Le malade affirme n'avoir jamais craché le sang et n'offre aucune trace d'hérédité.

Il n'y a pas de diarrhée.

Les sueurs sont peu fatigantes.

Le foie et le cœur ont le volume normal :

Examinons aussi la rate, qui pourrait être le point de départ de la fièvre hectique; elle a 7 centimètres au lieu de 4, son diamètre vertical ordinaire.

Sans l'ensemble général des états pathologiques et sans mensuration pléssimétrique, on pourrait croire à une bronchite chronique, alors qu'il y a des tubercules ramollis et des cavernes, c'est-à-dire une pneumo-phymie au troisième degré, bien que l'amaigrissement ne soit pas aussi considérable qu'il l'est généralement (1).

Indications. — Remédier à l'augmentation de la rate, et pour cela donner deux cuillerées d'extrait Armand, ou un fébrifuge quelconque.

---

(1) Nous avons peut-être affaire à une dilatation des bronches ; l'examen des crachats au microscope devient en ce cas nécessaire.

Évacuer les matières contenues dans la caverne à l'aide de l'ipécacuanha (1).

Puis faire respirer au malade les vapeurs d'iode de l'appareil iodopnore, administrer enfin deux cuillerées par jour d'iodure de noyer pendant les repas.

—*Régime réparateur.*—Éviter les refroidissements et l'humidité, hyperpnéisme, afin de lutter contre l'induration progressive des poumons.

Ce malade est dans d'excellentes conditions.—Pas de trace d'hérédité (à ce qu'il assure au moins), pas d'hémoptysies antérieures, et sa constitution n'est pas encore très-délabrée.

Avant peu de jours, l'état de cet individu sera amélioré, et, s'il ne survient pas de nouvelles complications, il guérira (l'auteur donne ce qui précède comme modèle à suivre pour l'examen régulier des malades).

But, usage et description de l'Iodopnore.

Messieurs,

Aucun des appareils construits jusqu'ici pour aspirer les vapeurs iodées n'a rempli exactement le but qu'on se proposait : porter l'iode et les autres agents médicamenteux dans les voies respiratoires, en atténuant leur action plus ou moins irritante; et tous sont, de plus, coûteux et incommodes.

Nous savons que, longtemps exposé à l'air, l'iode se transforme en acide iodhydrique, plus irrespirable encore

(1) Recommander au malade de ne pas avaler les crachats, dont l'absorption par l'estomac hâterait l'infection purulente.

que le chlore, et qu'il agit sur l'eau et les matières organiques en s'emparant de l'hydrogène nécessaire à la production de l'acide.

Il fallait éviter ces divers inconvénients, ces contacts incompatibles, et cette transformation qu'active la chaleur intense de la lampe à alcool.

Porté avec l'air dans les parties malades des poumons, l'iode remplit une triple indication :

Action cicatrisante locale,

Action antiseptique générale,

Action résolutive des indurations.

Toute la difficulté était donc de le doser de telle façon que son influence n'augmentât pas le malaise des malades, la fréquence de la toux, et ne produisît pas les accidents propres à l'iode.

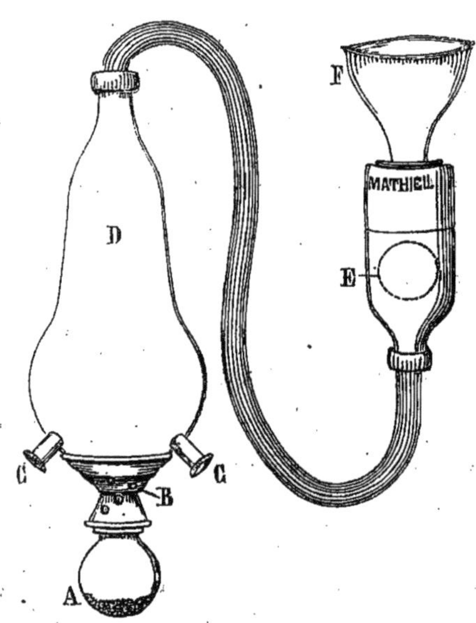

A. Réservoir à iode. — *B*. Vis de graduation des vapeurs. — *C*. Tubullures. — *D*. Récipient. — *E*. Sphère mobile. — *F*. Embouchure.

L'appareil iodopnore (ιοδος, *violet*, πνεω, *respirer*) remplit ces diverses conditions à un degré tellement supérieur, que j'ai l'espoir de le voir bientôt substitué à tous les autres. Le malade, à volonté, laisse s'échapper plus ou moins de vapeurs iodées ; le mélange est complet par les ouvertures réservées pour l'introduction permanente de l'air ; la quantité d'iode est exactement dosée ; suivant le calcul très-simple du rapport des cubes, il est facile de s'assurer des quantités de vapeurs respirées ; enfin, il est peu coûteux, portatif, simple, et doit ainsi facilement être accepté par tous.

Quand les crachats se détachent difficilement, on remplace l'iode par de l'eau ou une décoction de pavots qu'on chauffe avec une lampe quelconque, de manière à faire aspirer facilement les vapeurs d'eau saturée de l'agent médicamenteux employé.

Dans ma pratique, j'use rarement des aspirations de teinture d'iode portée à l'ébullition ; car la quantité d'acide iodhydrique produite par les éléments de l'alcool, est beaucoup trop considérable ; l'iode métallique, légèrement chauffé, est infiniment préférable (1).

Le contact des mains qui tiennent l'appareil suffit même pour occasionner le courant d'air et le dégagement d'une petite quantité de vapeurs violettes ; je dis petite avec une intention marquée, puisque le but est de mêler beaucoup d'air à peu d'iode.

L'embouchure est assez large pour que les lèvres, ne s'appliquant pas exactement, laissent pénétrer autour d'elles une notable quantité d'air à chaque aspiration. Le tube aspirateur de l'iodopnore se détache, et l'appareil ainsi

---

(1) Une petite sphère mobile ouvre le tube aspirateur pendant l'inspiration et le ferme pendant l'expiration, de manière à ne pas refouler les vapeurs. Il faut au moins mettre deux grammes d'iode dans la boule destinée à le contenir.

réduit, le récipient qui forme le corps de l'iodopnore permet aux vapeurs de se dégager peu à peu, de sorte que, mélangées à l'air contenu dans l'appartement du malade, ce dernier peut respirer sans malaise une atmosphère qui lui est salutaire.

Je commence par faire aspirer quatre ou cinq fois par jour, quelques minutes seulement ; puis, quand l'irritation n'est pas trop grande, on arrive à des aspirations renouvelées toutes les heures (jusqu'à ce que le picotement de l'arrière-gorge fasse tousser), et même, dans certains cas, plusieurs fois par heure (1).

Dans l'emploi de l'appareil, il faut encore, comme partout, comme toujours en médecine, proportionner la fréquence des aspirations, la quantité des vapeurs iodées, à l'état et à la tolérance des malades.

L'iodopnore sert à faire aspirer toutes les substances médicamenteuses. Le chloroforme, par exemple.

Si les vapeurs ne se dégageaient pas assez vite, les deux orifices inférieurs étant fermés, on plonge la boule et la partie élargie de l'appareil dans un bain marie ; ou bien on expose la surface inférieure à l'action d'une lampe ou d'un foyer quelconque.

(1) De profondes inspirations sont nécessaires afin de distribuer l'air saturé d'iode dans tous les points malades.

FIN

Paris. — Imp. de L. TINTERLIN et Cᵉ, rue Neuve-des-Bons-Enfants, 3.